SUR LA

PRÉSENCE DE L'IODE

DANS LES

EAUX D'AIX

EN SAVOIE,

En réponse à M. Savoye,

PHARMACIEN A GRENOBLE,

MÉMOIRE LU DANS LA SÉANCE DU 11 SEPTEMBRE 1841,
DE LA SIXIÈME SECTION DU CONGRÈS SCIENTIFIQUE DE FRANCE,
TENU A LYON ;

Par Jh. BONJEAN,

Proto-Pharmacien à Chambéry.

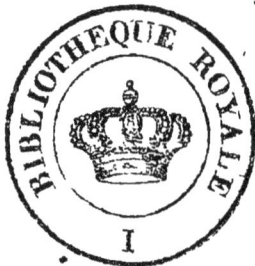

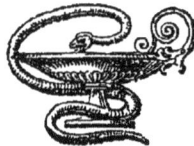

LYON,

IMPRIMERIE D'ISIDORE DELEUZE,

RUE SAINT-DOMINIQUE, 13.

—

1841

SUR LA PRÉSENCE DE L'IODE

DANS LES EAUX D'AIX EN SAVOIE,

EN REPONSE

A M. SAVOYE , pharmacien à Grenoble.

MÉMOIRE LU DANS LA SÉANCE DU 11 SEPTEMBRE 1841 , DE LA SIXIÈME
SECTION DU CONGRÈS SCIENTIFIQUE DE FRANCE , TENU A LYON;

Par Jh. BONJEAN , proto-pharmacien à Chambéry.

Dans notre analyse chimique des eaux minérales d'Aix
en Savoie, publiée en 1838, nous avons, le premier et de
la manière la plus évidente , constaté la présence de
l'iode dans l'une des sources sulfureuses de ce pays. La
découverte par nous faite de ce corps, soupçonné déjà
par M. le chevalier Griffa , docteur et professeur de
collége à l'Université royale de Turin , vint confirmer à
ce sujet les doutes de plusieurs célèbres médecins étran-
gers et du pays qui avaient également soupçonné l'iode
dans les eaux d'Aix , d'après les vertus médicales dont

ces eaux étaient douées. Voici le procédé (*pag.* 81 de notre ouvrage) à l'aide duquel nous sommes parvenu à déceler, dans ces eaux, la présence d'une petite quantité de ce métalloïde, qui joue un très-grand rôle dans la thérapeutique des eaux minérales:

« On commence par se procurer une certaine quantité « de résidu salin obtenu par l'évaporation à sec de l'eau « minérale. Ce résidu est d'abord traité par un léger « excès d'acide acétique étendu pour détruire les carbo- « nates qu'il renferme, puis évaporé de nouveau jusqu'à « siccité. On le pulvérise alors et on l'introduit dans un « flacon à large ouverture, bouché en verre et dont la « capacité soit de cinq à six fois celle du volume de la « substance employée. Après avoir collé un morceau de « papier d'amidon (1) à la surface intérieure du bouchon, « on verse dans le flacon de l'acide sulfurique étendu de « son poids d'eau, en quantité suffisante pour former « avec la poudre une bouillie demi-liquide, et on le « bouche immédiatement. Le papier d'amidon se trou- « vant exposé à l'action des vapeurs dégagées par l'acide « sulfurique, a pris, sur une assez grande partie de sa

---

(1) Pour préparer ce papier, on fait dissoudre de l'amidon dans de l'eau bouillante et l'on passe une couche de cette dissolution des deux côtés d'une feuille de papier *peu collé.* On laisse sécher, on passe une seconde couche et l'on fait sécher de nouveau.

(Extrait de la *pag.* 82 de notre ouvrage.)

« surface , une couleur *violacée* plus ou moins foncée ,
« sur laquelle on distinguait plusieurs petits points d'un
« *beau bleu*. Cette couleur n'appartient qu'à l'iodure
« d'amidon formé par l'iode que l'acide sulfurique a
« dégagé ici de ses combinaisons. Trois expériences de
« ce genre , faites chacune sur le résidu de l'évapora-
« tion de 10 kilogr. d'eau de soufre , ont produit chaque
« fois ce phénomène de coloration d'une manière plus ou
« moins sensible. »

Depuis cette époque , M. le docteur Fontan , dont on
connaît les savantes recherches sur les eaux sulfureuses ,
est venu imprimer à notre découverte de l'iode un nouveau cachet d'authenticité en constatant aussi la présence
de ce corps dans les eaux d'Aix en Savoie.

D'après cela , nous regardions nos travaux comme
ayant fourni des résultats à l'abri de toute contestation et
contre lesquels devaient se briser l'apparence même du
plus léger doute à ce sujet , lorsqu'en parcourant l'inté-
ressant ouvrage que vient de publier tout récemment sur
les eaux d'Allevard M. le docteur Alphonse Dupasquier,
professeur de chimie à l'École de médecine de Lyon et à
la Martinière , nous y trouvâmes , *pag.* 183 , un passage auquel nous nous sommes cru obligé de répondre et
dont voici la copie textuelle :

« Dans ses recherches pour découvrir l'iode , M. Sa-
« voye, répétant l'expérience que M. Bonjean avait faite

« pour arriver à la découverte de ce principe dans l'eau
« thermale d'Aix en Savoie, a démontré, de la manière
« la plus évidente et la plus certaine, que ce savant
« avait été induit en erreur par la coloration obtenue en
« exposant un papier imprégné d'amidon aux vapeurs
« que dégageait l'acide sulfurique du résidu de l'évapo-
« ration de l'eau minérale. Cette coloration tenait, en
« effet, à l'action des vapeurs d'acide chlorhydrique sur
« le bleu de Prusse employé pour azurer le papier ; et
« la preuve; c'est qu'en employant du papier non azuré,
« M. Savoye, qui avait obtenu d'abord la même couleur
« bleue avec le résidu de l'eau d'Allevard, n'obtenait
« plus aucune coloration. »

Telle est la seule expérience qui a guidé M. Savoye
dans ses recherches ; et c'est là tout ce qui a pu l'auto-
riser à conclure que l'iode ne se trouve pas plus dans les
eaux d'Aix que dans celles d'Allevard ! Il y a au moins
de l'imprudence à avoir permis que de semblable faits
fussent livrés à la publicité; nous allons en donner des
preuves. M. Savoye n'a point analysé les eaux d'Aix ; il
n'a point cherché à répéter sur elles le procédé dont nous
avons plus haut donné la description, pour s'assurer par
lui-même de la présence ou de l'absence de l'iode dans
ces eaux minérales. Notre honoré collègue ne connaissait
point la nature du papier amidonné dont nous nous
sommes servi, il ne pouvait donc pas savoir si ce papier

était azuré ou non. Or, en consultant la note de la *pag.* 32 de notre ouvrage, ce hardi critique aurait vu que dans la préparation du papier d'amidon nous recommandons l'emploi d'un papier *peu collé*, ce qui devait assez dire à un chimiste comme M. Savoye que ce genre de papier n'est jamais azuré, opération que l'on réserve spécialement pour les papiers bien collés, pour les beaux papiers. Et dans ce cas encore, la coloration ayant pu être faite indistinctement avec du bleu de Prusse, de l'outremer ou de l'indigo, il eût été nécessaire, pour ne point porter de jugement téméraire, de savoir laquelle de ces trois substances avait été employée dans l'espèce. Malgré tous ces faits négatifs, M. Savoye n'en conclut pas moins avec assurance que nous avons été induit en erreur dans nos résultats !... Mais poursuivons, et pour abonder dans le sens de notre docte antagoniste, admettons que dans la recherche de l'iode nous ayons fait usage d'un papier azuré, même avec du bleu de Prusse. Certes, cette pièce de conviction fût-elle entre les mains de notre adversaire, nous n'espérerions pas moins sortir victorieux de cette lutte scientifique qu'il a provoquée. Et tout d'abord, les vapeurs d'acide chlorhydrique, comme l'a avancé notre honorable collègue, auraient-elles pu produire, sur du papier azuré avec du bleu de Prusse, une réaction telle qu'il en soit surgi, comme par enchantement, *une nuance violacée parsemée de petits*

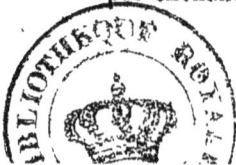

points d'un beau bleu ?... Nous ne le pensons pas ; nous osons même affirmer que cela ne peut pas être !... Nous avons exposé pendant plusieurs heures à l'action des vapeurs d'acide chlorhydrique concentré divers papiers azurés avec du bleu de Prusse , et jamais nous n'avons pu remarquer la moindre coloration bleue ou violette. Ce papier azuré et humecté avec de l'acide chlorhydrique ou exposé à ses vapeurs devient d'un jaune sale , terne ; mais cette couleur n'a aucune analogie avec les nuances violettes que nous avons toujours obtenues dans nos essais , et il n'est pas possible de s'y méprendre.

Nous avons été plus loin, voulant donner à M. Savoye une idée de la force et de la multiplicité de nos moyens de défense, une idée de la justesse et de l'exactitude du résultat de nos travaux. Comme en chimie les mêmes corps, les mêmes circonstances ne produisent pas toujours les mêmes résultats ; comme les réactions dépendent souvent de causes dont la source nous est inconnue et échappe à la sagacité du génie le plus pénétrant, nous sommes allé jusqu'à admettre que ce maudit papier ait pu être , chez nous , la cause d'une erreur, et que, par suite, nous ayons pris , pour de l'iodure d'amidon, des taches bleues ou violettes à la formation desquelles l'iode était tout-à-fait étranger. Nous ne pouvions mieux faire , pour porter la conviction dans l'esprit du pharmacien dauphinois , que répéter cette expérience avec de l'amidon seulement , mais en écartant scrupuleusement de nos essais l'ombre même du plus petit morceau de papier. Or , c'est ce que nous avons fait le 28 juillet dernier , en présence de MM. Blanc , médecin à Aix-les-Bains , et Duffour , médecin à Mâcon, docteurs avantageusement connus et dont les yeux et les lumières étaient dans l'état le plus satisfaisant pour apprécier au moral comme au physique la nature des réactions dont nous les avons rendus témoins dans l'expérience suivante : Nous avons opéré sur le résidu salin de trente litres d'eau de la source de soufre, en suivant exactement le procédé qui a été décrit en tête de cette note, avec la précaution essentielle de substituer de l'amidon en poudre au *papier amidonné*. Cinq minutes après l'affusion de l'acide sulfurique sur le résidu salin de l'eau minérale , nous avons eu la satisfaction de voir se confirmer nos premiers résultats par la coloration en *violet* de la poudre amylacée. Le bouchon nettoyé et imprégné de nouvel amidon , n'a pas tardé à présenter le même phénomène de coloration, caractère essentiel, signe certain de la présence de l'iode, du moins dans l'état actuel de la science.

Voilà sans doute une expérience qui suffirait au delà pour convaincre de l'existence de l'iode dans les eaux de soufre d'Aix en Savoie , ceux dont les yeux ou l'imagination n'auraient jamais été fascinés par du papier azuré. Mais nous sommes loin de forcer à s'en rapporter à nous un chimiste qui paraît avoir eu beaucoup à se plaindre de l'infidélité de ce précieux produit. Nous nous contentons d'engager M. Savoye à répéter lui-même ces essais, et sa bonne foi, dont nous n'avons jamais douté, lui fera un devoir de reconnaître qu'un simple papier peut, sans induire en erreur, servir parfois à de sérieuses expériences scientifiques, pourvu cependant que l'expérimentateur ne soit pas sous l'influence malheureuse d'une eau minérale voisine que, par des motifs quelconques, il chercherait à faire valoir

L'article auquel nous venons de répondre est terminé par un passage dans lequel M. Dupasquier élève des doutes sur le degré de sensibilité du procédé que nous avons employé pour découvrir l'iode, « ce qui ressort, dit le savant professeur, de mes propres expériences comparatives sur les différents moyens de déceler de petites quantités d'iodure. » Nous n'avons probablement pas opéré dans les mêmes circonstances que M. le docteur Dupasquier; différemment, il nous serait impossible de nous rendre compte du peu de valeur que cet habile chimiste semble accorder à un procédé que nous croyons non-seulement bon et sensible, mais encore préférable à beaucoup d'autres employés en pareils cas, et notamment à celui du chlore qui, pour être le meilleur, offre parfois des incertitudes qui doivent le faire rejeter. Dans certains cas le procédé consiste à concentrer une certaine quantité de l'eau minérale à laquelle on ajoute, après l'avoir filtrée, un peu d'une solution récente d'amidon. On verse ensuite un peu de chlore dans le mélange, ou bien on fait passer dans le liquide un courant de ce gaz qui décompose l'iodure, s'il y en a, et met à nu l'iode qui vient colorer en bleu ou violet la liqueur amidonnée.

A la vérité, si l'eau minérale renferme une certaine quantité d'iodure, ce moyen d'opérer est excellent; il est même si sensible, que souvent la vapeur seule du chlore suffit pour bleuir l'amidon lorsque la liqueur sur laquelle on opère est riche en iode. Si, au contraire, ce métalloïde n'existe qu'en minime quantité (et c'est ordinairement ainsi qu'il se trouve dans une eau minérale), ce procédé offre de graves inconvénients. En effet, si l'on ajoute un peu trop de chlore, la couleur bleue disparaît aussitôt qu'elle s'est formée, avant même que l'œil ait pu la saisir bien distinctement, parce qu'il s'est produit de l'acide iodique et de l'acide chlorhydrique. Il est vrai que l'on peut faire reparaître la couleur bleue en ajoutant au mélange une ou deux gouttes d'acide sulfureux, qui décompose l'acide iodique en s'emparant de son oxigène pour former de l'acide sulfurique et met de nouveau l'iode à nu. Mais ici encore se présentent d'autres chances d'erreur, car si l'on met un excès d'acide sulfureux, il se produit de l'acide iodhydrique, encore de l'acide sulfurique; le phénomène de coloration n'a pas lieu et le corps cherché vous échappe.

On voit donc que, dans son exécution, ce mode d'essai offre de grandes difficultés par rapport au jeu des réactifs, inconvénients graves que ne présente point le procédé que nous avons conseillé, et qui, employé dans des cas où la quantité d'iodure est très-minime, possède le grand avantage de permettre de fixer sur du papier, à l'état d'iodure d'amidon, la petite proportion d'iode qu'on serait parvenu à découvrir, et dont on aurait ainsi à sa disposition une preuve physique, matérielle et irréfragable, équivalant, en quelque sorte, à la présence du métalloïde lui-même. Pour nous résumer :

1° En ce qui concerne M. Dupasquier, nous dirons que ce professeur est placé trop haut dans la hiérarchie médicale, trop familier et trop habile dans le jeu des manipulations chimiques, pour qu'il soit permis d'élever le moindre doute sur l'identité et la justesse du résultat de ses travaux. Nous avons eu le bonheur de nous faire, par nous-même, une idée du mérite de ce praticien distingué en profitant dernièrement à Lyon, pour jouir d'une rencontre à la fois gracieuse et utile pour nous, de toutes les occasions favorables qui se sont présentées à ce sujet pendant la durée du congrès scientifique. Mais, nous le répétons, nous persistons à considérer comme bon et très-sensible le procédé que nous avons décrit pour déceler l'iode, dans les cas surtout où ce métalloïde n'existe qu'en très-petite quantité. Si M. Dupasquier n'en a pas retiré le même avantage, c'est qu'il ne l'aura pas répété scrupuleusement, comme nous l'avons indiqué ici et dans notre ouvrage; le moindre changement dans la manière d'opérer pouvant, comme chacun le sait, apporter en chimie des différences plus ou moins sensibles dans les résultats.

2° En ce qui concerne M. Savoye, nous engageons vi. vement notre honorable confrère, dans un intérêt tout personnel, à mieux s'assurer à l'avenir de l'identité d'un fait avant de chercher à le combattre par des sophismes plutôt que par l'expérience, avant d'en contester publiquement l'exactitude. En fondant son système d'attaque sur une *feuille de papier*, M. Savoye devait prévoir que sur de telles bases on ne peut tout au plus construire que des châteaux de cartes que le moindre souffle de réalité vient anéantir à tout jamais !...

Nous avons pour habitude de mettre trop de conscience dans nos travaux pour nous permettre de livrer à la publicité des résultats qui n'auraient pas reçu le cachet authentique d'une expérience contrôlée; et notre délicatesse doit persuader à notre collègue que, si nous eussions reconnu la justesse de ses allégations, nous nous serions empressé de rendre hommage à la vérité en convenant d'une erreur scientifique qui peut arriver à tout le monde, excepté pourtant à ceux qui ne font rien. Mais il n'en a rien été; et comme notre silence eût été, pour le monde entier , une adhésion pleine et entière aux objections invraisemblables et mal fondées du pharmacien grenoblois , nous avons dû élever ici la voix et prouver qu'en Savoie, comme ailleurs, on savait au besoin défendre à la fois ses droits , la science et la vérité.

Nous ne croyons pas inutile d'ajouter ici que l'iode existe non-seulement dans les eaux d'Aix , mais encore dans plusieurs autres eaux minérales de la Savoie. M. Calloud , pharmacien à Annecy , notre doyen de science , l'a tout récemment découvert dans les eaux sulfureuses de l'Échaillon, en Maurienne. Il y a quelques mois à peine , nous avons le premier , conjointement avec notre collègue M. Bebert , professeur de chimie à Chambéry , constaté la présence de ce métalloïde dans une mine sulfureuse nouvellement découverte par M. le professeur Domenget , dans sa terre de Challes , située à trois quarts d'heure de cette ville. La quantité de soufre et d'iode que cette eau renferme , le zèle et l'activité du savant propriétaire, qui fait si généreusement servir ce bienfait de la nature au soulagement des pauvres malades , doivent faire de ce nouvel agent thérapeutique une ressource à la fois puissante pour la médecine et utile à notre pays.

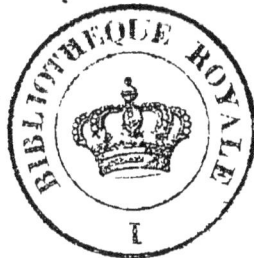

www.ingramcontent.com/pod-product-compliance
Lightning Source LLC
Chambersburg PA
CBHW050459210326

41520CB00019B/6281